Dieta Vegetariana

Recetas para un estilo de vida vegano vibrante que son a la vez saludables y deliciosas

(La dieta diaria del libro de cocina a base de plantas y vegana)

Eleuterio Machado

TABLA DE CONTENIDOS

Capítulo 1: La Lista de la Compra para la Dieta Keto Vegetariana

Como vegetariano, llevar una dieta saludable y exitosa a base de plantas requiere algo de planificación; por ejemplo, debe idear un método para crear una lista de compras para asegurarse de que nada se salga de control. puedes crear un sistema de nueve grupos de alimentos diferentes y asegurarte de que llevas tu lista de compras cada vez que vas al supermercado. El grupo alimenticio más importante es el de **las verduras**, intentamos comer verduras en al menos dos o tres comidas al día que son el desayuno y el almuerzo de la comida y la cena, no te olvides de incluir verduras para la ensalada, por ejemplo, ensalada de hierbas, verduras orgánicas, verduras para batido puedes usar coles, pero yo preferiría y aconsejo que las espinacas sean mejores para hacer batido verde en comparación con las coles ya que las coles tienen un sabor más fuerte. Como vegetariano, es esencial recordar siempre comprar verduras orgánicas. Pueden ser algo caros, pero marcarán una gran diferencia.

Lo siguiente en la lista son las **coloridas verduras**, consistirán principalmente en las verduras que usamos para hacer ensaladas, por ejemplo, pimiento, pepinos, tomates cherry, cebollas, lechuga y también zanahorias. A continuación, tenemos el grupo de bocadillos, empecemos con las zanahorias bebé: esas son principalmente o pueden ser tomadas horas después del almuerzo.

También tenemos guisantes verdes: se cree que los guisantes verdes refuerzan el sistema inmunológico y fortalecen los huesos e incluso pueden prevenir la fatiga, también tenemos los guisantes rápidos. Por último, las verduras que comemos para la cena, se aconseja que un vegetariano haga por lo menos 10 0 a 60% de las verduras de su dieta crudas, pero hay algunas verduras que saben mejor cuando están cocinadas, así que depende de ti como vegetariano decidir si las comes crudas o cocinadas.

Observar productos como el brócoli, los champiñones, la berenjena y las cebolletas. Estas variedades de verduras son más apetecibles cocinadas que crudas.

El siguiente grupo alimenticio es el de **las frutas**, bajemos a la lista de frutas: tenemos el aguacate, este es un tipo de fruta diferente, aunque algunos argumentarán que no es una fruta, el aguacate es una gran fuente de grasa y proteínas también por lo que el aguacate debe estar siempre presente. Las frutas para el desayuno como las fresas, las frambuesas, las moras y los mangos son esenciales para hacer batidos, así que no dejes de incluir naranjas, piñas y otras frutas para el desayuno como estas en la lista.cerezas que son absolutamente deliciosas.

Tratamos de evitar beber **leche** por una gran variedad de razones, pero hay muchas opciones maravillosas como la leche de soja, la leche de coco es lo mejor para un vegetariano que va para los productos puramente orgánicos, también tratar de obtener los que están fortificados con calcio y vitamina E, vitamina D y vitamina A también.

Como número cinco de la lista tenemos **el pan**, es bueno que vayas por el pan que no tiene azúcar añadido o aditivos. Además, los granos no deben faltar en la lista, tenemos lentejas, arroz integral y quínoa. También tenemos frijoles.

¿Cómo cocinar vegano o ser un **influencer foddie vegano**?

Ahora que tienes la nevera anegada de comida y tu despensa parece un supermercado a escala 2 :6 estás deseando empezar a cocinar.

Realmente no es complicado cocinar vegano si alguna vez has cocinado. Créeme, cuando te dicen: **Vegano, y tú ¿qué comes?** Yo siempre respondo: Lo mismo que tú sin añadir nada de procedencia animal. Tú haces cocido, yo hago garbanzos con verdura; tú haces lentejas, yo igual pero sin chorizo; haces un guiso de pasta con carne, yo también, solo que en vez de carne le echo seitán, tofu, soja texturizada, carnita u otro tipo de carne vegetal; guisas patatas con pescado pues yo al guiso le añado algas.

Lo sé, soy consciente de ello, **no consigues nada con una ensalada** y un plato de legumbre con verdura aparte de ser sano, equilibrado y fácil, es aburrido y con él no vas a deslumbrar a nadie. Los platos de puchero están pasados de moda y tú necesitas el beneplácito de tu público. Esto es para ti, vegano pretencioso, que ya no te conformas con dar la insignia a las personas que te rodean, sino que deseas convertirte en un influencer culinario vegano.

Mientras te descargas la aplicación de **Instagram,** piensa un nombre. Algo con vegan, te dejo pensar. La originalidad no es lo tuyo así que haces un compendio de nombres relacionados con el mundo vegano. Cuando tienes la aplicación instalada, pones tu nombre: **#veganfreecrueltyfoodloveanimal**.

Ahora, piensas en cuál va a ser tu primera entrada. Algo postureta, con lo que puedas demostrar tus dotes culinarias, que sea moderno, con su equivalente carnívoro, para que puedas decir **¡¡Sabe igual!!**. Ya lo sabes. Vas a hacer una hamburguesa:

Preparas el pan, el tomate, la lechuga, la cebolla y el pepinillo. Sacas tus salsas preferidas, ketchup, mostaza y, por último, la carne. Esa carne que va **más allá** y dicen que sabe igual. Te ha costado dos euros la unidad, por lo que esperas que sea sabroso y satisfactorio. Cuando esté completo, colócalo en un plato y sírvelo con papas fritas.

Tienes hambre, la hamburguesa tiene buena pinta, pero ahora es cuando comienza el verdadero espectáculo: coges la hamburguesa y la contemplas desde varios puntos. No dejes nada a la improvisación. Un plato moderno, la posición de la hamburguesa, las patatas, la gota de ketchup resbalando por la lechuga. No tengas prisa, busca la iluminación más idónea. Cuando la composición sea ideal, toma la fotografía. Captura la imagen y compártela en Instagram. Utiliza filtros y frases como "hazte vegano". Acompaña el nombre del alimento con un riquísimo, sabe igual o algún **hashtag** con el que proyectes tu estupidez, se creativo, siempre te puedes superar y, por fin, ya eres un **instragramer foddie vegano**.

alimentos que debes incluir en tu dieta

Antes de continuar con el plan de alimentación que he elaborado para ti es fundamental que conozcas los beneficios que tiene para ti una dieta antiinflamatoria. Su popularidad es revolucionaria por lo que significa para el bienestar de las personas. En el capítulo anterior, aprendió qué alimentos debe evitar mientras sigue este régimen. En este capítulo, nos concentraremos en los diversos elementos que deben incluirse, ya sea al planificar su programa semanal.

La información que lees aquí es el resultado de los conocimientos que he adquirido a lo largo de los años. Cuando me di cuenta de lo poderoso que es el poder del ejercicio, no tengo ni un solo hábito que no tenga valor para mis objetivos en la vida.

Sea lo que sea que decidas hacer en este cambio en la forma de vivir tu día a día tienes que hacerlo con determinación y compromiso. ¿Buscas perder peso a un ritmo constante y seguro? ¿Busca reducir el riesgo de problemas de salud en general? ¿Aliviar los efectos de la inflamación crónica?

¿Aumentar su resistencia y mejorar su salud cardíaca? El objetivo no está en juego. Si hemos llegado a un acuerdo con esta directriz, es porque estás realmente interesado.

Si tienes la suficiente confianza para seguir adelante, te pido que tengas en cuenta estas cosas, más adelante daré pautas concretas y precisas.

Pero, antes de hacerlo, es imprescindible que te comprometas contigo mismo. Su salud y su bienestar están en peligro. Todo lo relacionado con este tema debe tomarse a la ligera.

Capítulo 2: Fundamentos De La Cocina Vegana

Hemos pasado algún tiempo pensando en algunos de los ingredientes comunes que se suelen incluir en las comidas vegetarianas. Hemos aprendido a abastecer la despensa y también a encontrar ingredientes ocultos en alimentos que los veganos no deberían comer.

El siguiente paso es aprender realmente a cocinar.

Si ya está familiarizado con la cocina, puede omitir este capítulo. Sin embargo, aún recomendaría leerlo porque puede haber información que no conoce.Para recibir la instrucción adecuada, deberías cocinar con alguien que sepa lo que hace, para que puedas aprender de ellos.

O mejor aún, puedes tomar algunas clases de cocina. Busca en tu zona para ver si puedes encontrar clases de cocina vegetariana que te den una buena introducción a algunas de las técnicas.

Aunque en este capítulo repasaremos las técnicas que hay que conocer para reunir una variedad de alimentos, puede ser divertido aprender en un ambiente de grupo.

Aquí hay una lista básica de algunas de las técnicas necesarias:

Preparar la cocina

Cómo seguir una receta

Técnicas básicas de cocina

La gente podría pasar toda una vida aprendiendo a cocinar y ni siquiera rascaría la superficie. Por lo tanto, repasaremos algunas de las técnicas básicas. Si quieres aprender más, probablemente deberías considerar inscribirte en una clase.

Capítulo 3: PREPARANDO TU COCINA

Como se mencionó en el capítulo anterior, abastecer tu despensa es una pieza importante del rompecabezas de la cocina vegetariana. La otra es tener una cocina bien equipada para cocinar una variedad de recetas.

Ahora, hay dos tipos de chefs ahí fuera. A los que les gusta usar muchos aparatos y a los que no. La mayoría de los cocineros caseros tienden a caer en algún punto intermedio.

Aquí hay una lista de algunos de los suministros básicos de cocina que necesitas tener a mano para poder cocinar una variedad de recetas. Si te encuentras con algo que quieras hacer que requiera un equipo especializado, puedes considerar comprarlo o hacer una sustitución.

Un buen juego de cuchillos que incluyen un cuchillo de pan y un cuchillo dc chef. A menos que sean de sierra, asegúrate de mantenerlos afilados. También querrás una gran tabla de cortar.

Un mezclador eléctrico. Si horneas mucho, tal vez quieras encontrar una batidora vertical o vaso batidor para colocar la encimera.

Diversos utensilios como un tamiz, cucharas de madera, espátulas de goma y un batidor de alambre resistente.

Un pequeño horno tostador y un microondas.

Una licuadora y/o un procesador de alimentos.

Opcional, pero es bueno tener a mano: una batidora de inmersión, una olla de cocción lenta, una máquina de hacer helados y una panificadora si no puedes prescindir del pan recién horneado.

Una variada selección de ollas, sartenes, fuentes para hornear y recipientes para mezclar.

Algunas personas cometen el error de comprar todo a la vez. Este es un grave error, especialmente si eres un cocinero novato. Con el tiempo, comenzarás a comprender tu estilo personal.

Capítulo 4: Huevos Revueltos Con Verduras

Hoy, martes, es un día muy agitado para mí, ya que tengo la intención de grabar al menos tres videos y probablemente tendré que grabar al menos uno. Como resultado, necesito un desayuno que sea bastante consistente y extremadamente abundante, ya que filmar tres videos en una sola sesión es increíblemente agotador.Así que ahí les van sus huevitos con verdura, que de verdad son mis favoritos.

Yo suelo utilizar un chorrito de aceite de oliva y después le pongo espinacas. Las espinacas no son así como que mi verdura favorita, pero realmente cuando las convino con los huevitos así revueltos tiene un buen sabor, Ahí es donde trato de echarle todo lo que no me gusta, ya sea nopales e jotes, espinacas como es este caso, tomate, cebollas y chile dulce.

Esta es una manera fácil de poder comer los alimentos que en algunos casos no nos gusta mucho, combinándolos con el huevo no siento absolutamente nada.

Procuramos que se cocinen bien los ingredientes y se observe una consistencia compacta y a la vez levemente doradita, de igual forma podemos hacer que se sancoche un poquito la espinaca para ponerla alrededor del huevo.

Luego le agrego champiñones, también le voy a agregar tomate.

Le agregamos tomate picado en cuadritos pequeños, también podemos cortar pequeños cuadritos de cebolla que le dará un rico sabar.

Esa es obviamente que va a ir y por supuesto el jalapeño.

Por último, podemos cortar los aguacates en gajos y aliñarlos con aceite de oliva. El aguacate es una fuente de grasas naturales que respaldan los niveles saludables de colesterol.

Si le gusta el queso, puede colocar rebanadas pequeñas en su plato; esto proporcionará una fuente de proteína sin el uso de carne.

A mí me encanta ponerle aguacate a todo pero va en el gusto de ustedes, pueden sustituirlo por otro vegetal para poder tener una dieta balanceada.

Para preparar esta receta te recomiendo que utilices las claras de los huevos de 2 a 6 claras, el objetivo es obtener solo la fuente proteica del huevo y no utilizar la yema que tiene colesteroles perjudiciales para nuestra salud.

Cuando tengas todos estos ingredientes procedemos a colocarlos en un envase y batimos todos los ingredientes anteriormente mencionados para hacer una mescla homogénea.

Te recomiendo que pongas a calentar la sartén a fuego lento con un poquito de aceite de oliva para que no se peguen los huevos revueltos.

Como podéis ver en la imagen, al final le añadí una pequeña cantidad de queso rallado. Te puedo asegurar que esto no te hará engordar, pero debes ser moderado a la hora de colocar los ingredientes. Para el tono amarillo que ves en los huevos revueltos, puedes agregar cúrcuma, que también puede ayudar a aliviar el malestar estomacal.

Organicen encuentros con otras parejas amigas

Cenar con otras personas es una oportunidad de probar comidas diferentes y de cambiar de escenario. Formar un grupo con otras parejas amigas para cenar una vez por semana en casas distintas, les permitirá cambiar la monotonía y pasar una velada repleta de entretenimiento.

Inviten de tres a cinco parejas. El recorrido culinario puede comenzar en su residencia y rotar semanalmente. Es fundamental indagar si alguien más es vegano o tiene restricciones dietéticas que deban ser tenidas en cuenta. Pueden preparar el menú elegido con anticipación a la fecha del encuentro y solo calentarlo al momento de cenar. De esta manera, disfrutarán más profundamente y no se tendrán que preocupar tanto por la cocina.

Visiten un mercado orgánico

Tomen una gran bolsa de tela y tengan una cita en un mercado orgánico local. Recórranlo con tranquilidad, tomados de la mano o abrazados, y elijan detenidamente sus productos favoritos. Piensen qué platos cocinarán con cada uno de los vegetales que colocan en la bolsa. Tengan en cuenta que pueden crear sopas saludables, ensaladas sabrosas, vegetales al "BBQ" para acompañar una entrada y salsas para el arroz o las pastas. ¡Ah! ¡No se olviden del postre!

Viajen en el tiempo

Regálense una noche sin tecnología. Apaguen los celulares, las computadoras y las luces. Prendan velas aromáticas para iluminarse y para que el cuarto huela rico. Conversen pausadamente y no miren el reloj. Entréguense a la experiencia por completo. Cocinen juntos y dejen que todos sus sentidos se involucren en este viaje en el tiempo sin ninguna prisa.

Hagan un picnic

Aprovechen los paisajes disponibles en el lugar donde viven, ya sea la montaña, la playa, el río o un parque. Su propio jardín también es una excelente opción. Tomen una canasta y complétenla con las delicias preferidas de ambos. No se olviden del vino vegano u orgánico y el chocolate negro. Además, requerirán platos, utensilios, un mantel, vasos, un sacacorchos, un cuchillo afilado, una manta por si baja la temperatura y una linterna. Prueben combinaciones de alimentos nuevas, y luego de comer, cuando ya estén satisfechos, recuéstense sobre la manta y observen las estrellas para finalizar mejor la cita romántica de la mejor manera posible.

Sopa Minestrone, Tradicional

Este es uno de los favoritos de todos los tiempos. Lo bueno de esto es que puedes usar cualquier vegetal que tengas a mano. Esta receta puede servir para empezar.

Ingredientes:

2 taza de flores de broccoli

2 taza de hojas de espinaca

2 lata de tomates triturados

2 taza de alubias en lata, enjuagadas

16 tazas de agua

2 taza de pasta pequeña como codos u orzosal

y pimienta al gustoFresco perejil picado para adornar 4 zanahorias grandes, peladas y picadas

6 tallos de apio, picados

2 cebolla mediana, picada

4 dientes de ajo, picados

4 calabacines, picados

Instrucciones:

1.   Combina todos los ingredientes excepto la pasta en una olla sopera.

2.   Ponerla a hervir y luego cocerla a fuego lento por lo menos una hora hasta que las verduras estén blandas.

3.   Añadir la pasta durante los últimos quince minutos de cocción y cocer de ocho a diez minutos.

4.   También puede cocinar la sopa en la olla eléctrica.

5.   Sólo tienes que añadir todos los ingredientes a la vez.

EL GLUTEN

¿Qué es exactamente el gluten y por qué se le está demonizando hoy en día como si fuera un veneno?

El gluten es una glicoproteína que se encuentra en una variedad de cereales y se utiliza como aglutinante en panadería y repostería, entre otras aplicaciones. Es uno de los nutrientes más frecuentes consumidos por los seres humanos. Antes de hace unas décadas, solo los celíacos estaban obligados a evitar su consumo. Pero de un tiempo a esta parte, el número de personas que afirma padecer reacciones a él ha aumentado considerablemente. Cada vez es más normal escuchar a gente que afirma haber eliminado el gluten de su dieta, con resultados positivos. Pero en muchos casos las cosas no son tan sencillas como eso.

Recientemente se han reconocido otros grados de afecciones relacionadas con el gluten, que se han clasificado en tres: alergia al trigo, sensibilidad al gluten y celiaquía. La alergia al trigo la padece 2 de cada 2 000 habitantes, mientras la celiaquía y la intolerancia al gluten la sufre alrededor del 2 % de la población. Aunque se sabe que la causa de la respuesta inmune al gluten en individuos celíacos son tres péptidos contenidos en él, que son especialmente tóxicos para las personas que sufren esta enfermedad, todavía no se conoce con exactitud el mecanismo que la provoca. Lo que si es seguro es que una gran cantidad de personas que la sufren podrían haber sido diagnosticadas en su día y haber evitado gran cantidad de problemas con una simple pauta dietética, y sin embargo, muchos de ellos permanecen ignorantes de su padecimiento, debido a que los síntomas no son característicos solamente de la celiaquía. Muchas personas viven con ella sin saberlo, con consecuencias devastadoras para su salud, ya que pueden sufrir una desnutrición severa.

Por supuesto, también hay que tener en consideración a las personas con sensibilidad al gluten, pero la verdad es que se está exagerando cuando se aconseja a la gente evitarlo sin ser celíacos o intolerantes. Tenemos que tener en cuenta otras circunstancias de gran importancia en lo que respecta a la moda de las "dietas libres de gluten". El hecho de que haya alergias dietéticas no significa que todos deban evitar los alimentos. Esta es la desventaja de la rápida difusión de medias verdades en Internet. El gluten es perjudicial para los celíacos y los intolerantes, pero eso no quiere decir que el evitarlo vaya a beneficiar a todo el mundo.

Si hay algo que no se debería poner de moda es eso. Las dietas sin gluten adoptadas por cualquier persona que no padezca ningún tipo de intolerancia, pueden perjudicar más que beneficiar. Decir que el gluten es perjudicial de por si es un gran error. ¿Qué ocurre con sus propiedades nutricionales? Durante toda la historia de la humanidad se ha consumido gluten, y gran cantidad de cereales beneficiosos lo contienen. ¿Vamos a dejar ahora de consumirlos, cuando han sido la base de la dieta de tantas culturas, y son tan importantes para una alimentación equilibrada? Los granos han formado parte del desarrollo de las grandes civilizaciones. El maíz era la base alimenticia de los mayas, la cebada y el trigo de los egipcios. Los cereales integrales aportan una excelente cantidad de fibra, imprescindible no solo para el correcto funcionamiento del tránsito intestinal, sino para la microbiota, o flora intestinal, donde se genera la mayor parte del sistema inmunitario. En un estudio llevado a cabo en Valencia (España) – indicado más abajo- se demostró que la ausencia del gluten en la dieta conlleva un perjuicio para la flora bacteriana. Sé que algunos profesionales discreparán de estas afirmaciones, pero a mí me gusta basar mis afirmaciones en estudios clínicos con resultados probados, como los que indico más abajo.

El grano del cereal es en realidad una semilla, que está compuesta por varias partes diferentes: la cáscara, compuesta principalmente por fibras de celulosa se retira cuando se muele el grano, dando como resultado el salvado. El grano está formado por el germen y el núcleo. El germen contiene proteínas de alto valor orgánico, que contienen grasas insaturadas ricas en ácidos grasos esenciales y vitaminas E y B2 , y que se pierden cuando el grano se refina para producir harina blanca, que se utiliza para elaborar la mayoría de panes y pasteles en la actualidad. , así como una amplia gama de productos derivados. El núcleo del grano es el **almidón**, que es el glúcido de reserva de la mayoría de los vegetales, y la fuente de calorías más importante consumida por el ser humano. Gran parte de los granos, como el trigo y el centeno, contienen gluten, complejo de proteínas que a su vez está formado por otras dos proteínas: gliadina y la gluteína. Gracias a ellas, la masa de pan tiene la flexibilidad y esponjosidad características.

La razón de que muchos profesionales de la salud no quieran que la gente elimine el gluten de su dieta si no es estrictamente necesario, es muy sencilla: los beneficios para las personas sin intolerancia o alergia son demasiado importantes, por una parte, y por otra, si una persona deja de consumirlo repentinamente, y sin saber si es celíaco o intolerante, puede hacer que sea casi imposible diagnosticarle correctamente, en caso de que sufra de los síntomas típicos. Sencillamente, El gluten se oculta en una variedad de alimentos que una persona puede consumir sin saberlo. Por ello, lo recomendable es que si una persona sufre de migrañas, problemas digestivos, fatiga crónica, problemas de concentración, etc, no deje el gluten por iniciativa propia, sino que acuda a un profesional para que le examine y mediante un test determine si padece de celiaquía o intolerancia. Si esa persona ha decidido previamente eliminar total o parcialmente el gluten de su dieta, el diagnóstico puede ser equivocado, ya que el test funciona mediante la detección de IgGs, o sea, las proteínas de los alimentos en sangre.

Antes de tomar la decisión de no consumir más gluten, lo más recomendable, lo más sencillo, es consultar con el médico, el nutricionista o profesional de salud que pueda diagnosticarnos exactamente lo que padecemos. De otra manera podemos estar prologando innecesariamente un padecimiento. Y si no padecemos de celiaquía o intolerancia al gluten, no hay ninguna razón por la cual debamos eliminarlo de nuestra dieta. Los beneficios que posee son demasiado importantes como para prescindir de el. De hecho, existen estudios científicos recientes que confirman los beneficios del gluten en nuestra salud. Para el 98% de personas que no tienen problemas con el gluten, los cereales integrales – incluyendo el trigo cebada, y centeno, poseen numerosas propiedades beneficiosas para la salud, relacionadas con una reducción del riesgo de diabetes, cáncer, obesidad, enfermedades cardiovasculares, y otras enfermedades crónicas.

Batido de pera

Ingredientes

1 cucharadita. canela

8 cubitos de hielo

6 peras

1 pulgada de jengibre fresco

6 cucharadas. Yogurt fresco

Gradualmente, mezcle la pera, el jengibre y la canela. Transfiera a la licuadora y agregue yogur y hielo. Mezclar hasta que esté suave.

Tortilla con Jengibre

Ingredientes:

2 cucharadita de jengibre rallado

1/7   cucharadita de pimienta

½ de cucharadita de sal marina

1 taza de puré de tofu suave

4 cucharadas de aceite de oliva

Preparación:

1.   El puré de tofu es un sustituto perfecto para los huevos.

2. 1 taza de puré de tofu suave sustituye aproximadamente 4 huevos.

3. Batir el puré de tofu con un tenedor.

4. Añadir el jengibre y la pimienta.

5. Mezclar bien y freír en el aceite de oliva, a fuego medio, durante unos 10 a 15 minutos.

6. Sazonar con sal marina al gusto y servir caliente.

Pan de nueces dulce

Ingredientes:

2 taza de puré de tofu

1 cucharadita de sal marina

2 cucharadita de bicarbonato de sodio

4 cucharadas de aceite de coco

2 cucharada de miel

1 taza de nueces molidas

4 tazas de harina de almendras

2 cucharada de extracto de vainilla

Preparación:

1.   Poner la miel, el puré de tofu, las nueces y el extracto de vainilla en el procesador de alimentos y mezclar bien durante 80 segundos.

2.   Vierta la mezcla en un bol y añada la harina, el bicarbonato y la sal.

3.   Mezcle bien con un tenedor o incluso mejor con una batidora eléctrica para conseguir una masa lisa.

4.   Ponga el aceite de coco en una bandeja para hornear.

5.   Precaliente el horno a 250 grados. El pan tarda unos 80 minutos en empezar a crecer.

6.   Cuando lo haga, sáquelo del horno y déjelo reposar durante al menos 4 horas antes de comer.

7.   El dulce sabor de este pan es perfecto para el desayuno.

Tortitas de plátano

Ingredientes:

6 cucharadas de azúcar moreno

2 cucharadita de extracto de vainilla

1 taza de puré de tofu suave

1 taza de crema de almendras

2 taza de plátano en rodajas

1 taza de harina de arroz

1 taza de leche de soja

1 taza de leche de almendras

Spray para cocinar

Preparación:

1.   Combine las rebanadas de plátano, la harina de arroz, la leche de soja y la leche de almendras en un bol y mezclar con una batidora eléctrica hasta que la mezcla quede suave.

2.   Cubrir y dejar reposar durante 2 10 minutos.

3.   En otro tazón, mezcle la crema de almendras con el azúcar, el extracto de vainilla y el puré de tofu suave.

4.   Batir bien con un tenedor, o incluso mejor con una batidora eléctrica.

5.   Quiere obtener una mezcla espumosa. Dejar a un lado.

6.   Espolvoree un poco de spray para cocinar sin grasa en una sartén.

7.   Utilice ½ de taza de la mezcla de plátano para hacer una tortita.

8.   Freír las tortitas durante unos 5-10 minutos por cada lado.

9. Con esta mezcla obtendrá 8 tortitas.

10. Esparcir 1-2 cucharada de la mezcla de crema de almendra sobre cada tortita y servir.

Puerros cocinados con seitán

Ingredientes:

hojas de tomillo para decoración

sal y pimienta roja al gusto

4 tazas de puerros cortados

2 taza de seitán, cortado en cubos

aceite de oliva

Preparación:

1. Cortar los puerros en trozos pequeños y lavarlo con agua fría, un día antes de servir. Dejar toda la noche en una bolsa de plástico.

2.   Calentar el aceite en una sartén grande, a una temperatura media.

3.   Agregar los cubos de seitán y freír durante unos 25 a 30 minutos.

4.   Añadir los puerros, mezclar bien y freír durante otros 20 minutos a una temperatura baja.

5.   Sacar de la sartén y dejar que se enfríe.

6.   Decorar con hojas de tomillo. Añadir sal y pimienta al gusto.

Deleite de Plátano Cremoso

Ingredientes

2 cucharada de harina de coco

2 plátano grande

4 cucharadas de azúcar moreno

2 vaso de leche de avena

½ de taza de tofu

Preparación:

1. Pelar y cortar el plátano en trozos pequeños.
2. Haga este batido cremoso mezclando leche de avena, tofu, harina

de coco, el plátano y el azúcar en una licuadora durante 40 a 80 segundos.

3.   Verter en vasos altos y dejar que se enfríe en la nevera antes de servir.

Crumble con manzana y albaricoque

Los ingredientes

2 cucharada de azúcar orgánica

4 cucharadas de aceite de oliva

2 cucharada de harina blanca

5-10 manzanas de tamaño grande

5-10 albaricoques, o albaricoques enlatados

2 cucharada de canela

6 cucharadas de almendra molida

Preparación

1. Precalienta el horno a 250° F. Corta las manzanas en trozos pequeños, luego ponlos en una sartén o cacerola, cubre las manzanas con agua y deja hervir.

2. Reduce a fuego lento y agrega la canela, revuelve a menudo durante 5 a 10 minutos o hasta que las manzanas estén tiernas.

3. Mientras tanto, pon la harina y la mantequilla vegana en un tazón limpio y mezcla hasta que tengan una consistencia estofada.

4. A continuación, agrega el azúcar y revuelve.

5. Corta los albaricoques y quita las piedras.

6.   Apaga el fuego y agrega los trozos de albaricoque, luego transfiere la mezcla a una fuente para hornear.

7.   Cubre con la mezcla de migajas y remata con almendras trituradas.

8.   Pon en el horno y cocina por 60 minutos o hasta que la parte superior esté recubierta de color marrón dorado.

9.   Deja enfriar antes de servir.

Caramelo De Vidriera

INGREDIENTES:

-

4 tazas de azúcar

- 1/2   taza de jarabe de maíz ligero

- 1/2   taza de agua

- 4 cucharadas de vinagre

- 6 gotas de aceite de menta

- Colorante para alimentos

EQUIPO:

•

Molde de caramelo

INSTRUCCIONES:

1.   Comience mezclando azúcar, jarabe, agua y vinagre en una cacerola.
2.   Revuelva la mezcla a fuego medio hasta que alcance la etapa de grietas fuertes de 350grados F.

3. Retírese inmediatamente del fuego. Agregue el aceite de menta.

4. Deje reposar el caramelo hasta que se haya enfriado un poco.

5. Vierta con cuidado la mezcla en moldes de caramelo.

6. Luego agregue gotas mínimas de colorante para alimentos en cada molde.

7. Usa un palillo para untar delicadamente.

8. Después de que se endurezca, puedes sacarlo del molde.

Arándanos añadidos al pudín de chía

5-10 gotas de edulcorante de stevia

½ taza de arándanos

24 cucharadas semillas de chia

o6 tazas de leche de almendras sin azúcar 2 taza de agua

MÉTODO:

1.   Ponga todos los ingredientes en un tazón mediano y revuelva.

2.   Alternativamente, ponga todos los ingredientes en un tarro de albañil, cierre herméticamente y agite.

3.	2 Permita que el pudín repose durante 10 minutos, luego revuélvalo.

4.	Transfiera el tazón o el tarro de albañil al refrigerador.

5.	Refrigere el budín durante al menos 2 hora.

6.	¡Revuelve el pudín otra vez, cúbrelo con los arándanos y luego sirve y disfruta!

7.	Alternativamente, guarde el budín en un recipiente hermético en el refrigerador y consúmalo dentro de los 8 días.

8.	Conservar durante un máximo de 60 días en el congelador y descongelar a temperatura ambiente.

Batido con especia de calabaza

Ingredientes:

2 cucharadita de cúrcuma fresca

1 cucharadita de canela

1/2 de cucharadita de nuez moscada

4 cucharadas de corazones de cáñamo

2 cucharadita de linaza molida

1-2 tazas de leche vegetal sin azúcar

2 (2 oz.) cucharada de proteína de vainilla en polvo

1 taza de puré de calabaza en lata

2 plátano pequeño congelado

2 cucharadita de jengibre fresco

Direcciones:

1.   Mezclar todos los ingredientes y procesar a alta velocidad hasta que esté suave.

Hamburguesa con Champiñones Portobello

INGREDIENTES

4 hojas de ensalada grandes (para la hamburguesa)

6 cucharadas de mostaza sin azúcar

2 cucharada de aceite de oliva

2 -2 cucharadas de salsa tamari

una pizca de pimienta negra

8 champiñones Portobello

250 gr de tofu natural

1 tomate mediano

PREPARACIÓN

1.   Los Portobellos frescos se mezclan
con 2 -2 cucharadas de salsa de tamari y
aceite de oliva, así como comino recién
molido, sal y pimienta.
2.   Al sazonar los champiñones, ten
cuidado de no romperlos con las manos.
3.   Puedes saltear los hongos de
inmediato o enfriarlos durante unos 25 a
30 minutos.

4.   Corta el tofu en dos o cuatro trozos
gruesos.

5.   Prueba a utilizar una cucharada
de aceite de oliva, aunque la cantidad
dependerá de la calidad de la sartén.

6.   Puedes cocinarlo enseguida o ponerlo en la nevera durante unos 35 a 40 minutos para que se enfríe.

7.   Lava y corta el resto de las verduras.

8.   A 200º C, hornea los champiñones durante unos 25 a 30 minutos.

9.   Dales la vuelta varias veces para que no se sequen.

10.   Para que los champiñones no queden aguados, deja la puerta del horno abierta durante los últimos 5 a 10 minutos.

11.   El tofu y los champiñones pueden cocinarse juntos en el horno.

12.   El tofu puede cocinarse el tiempo que quieras, de 15 a 20 minutos si lo prefieres blando, o hasta que esté dorado si lo prefieres más crujiente.

13.   Monta las hamburguesas con el resto de ingredientes y sírvelas mientras las setas y el tofu estén calientes. ¡Que aproveche!

Rollitos De Primavera De Verduras

INGREDIENTES

para la masa:

10 hojas de masa laminada de 45 x 60 cm

para el relleno:

2 pimiento dulce verde en tiras

120 g zanahorias en tiras finas

250 g de champiñones

4 cucharadas de aceite de girasol

2 diente de ajo picado fino

2 cm de raíz de jengibre fresco picada fino

180 g brotes de soja

Para La Salsa:

6 cucharadas de tomate triturado y concentrado

4 cebolletas picadas finas

2 cucharada de salsa de soja

2 cucharada de raíz de jengibre picada fina

2 cucharadita salsa de soja baja en sodio o shoyu

INSTRUCCIONES

1.   Podemos comprar la masa de los rollitos ya hecha.

2. normalmente venden preparadas unas láminas muy finas que están hechas con harina de arroz y que son específicas para rollitos de primavera.

3. Si queremos también podemos hacerlas nosotros mismos.

4. 2 . amasaremos 200 gr. de harina.

5. debe de quedar bien ligera para que pueda estirarse bien.

6. Dejaremos que repose esta masa unos 60 minutos como mínimo y luego con el rodillo estiraremos al máximo la masa.

7. Podemos recortar esa lámina en cuatro rectángulos o base para los rollitos.

8. en una sartén a fuego medio, sofreímos hasta que estén dorados los champiñones troceados, con el ajo, el jengibre, los brotes de soja, el pimiento y la zanahoria cortada a tiras.

9. Añadimos la mezcla en las hojas de la masa y dejamos templar.

10. luego los enrollamos uno a uno con cuidado y los freímos en uan sartén con poco aceite, a fuego medio.

11. Para la salsa, mezclamos bien todos los ingredientes y la servimos en un cuenco aparte.

Pizza Con Cebolla Y Queso De Cabra

Ingredientes:

Para la masa:

200 g de queso mozzarella

100 g de queso parmesano

2 00 g de queso de cabra

2 kg de cebolla

2 00 ml de vino tinto

100 ml de miel de abeja

Aceite de Oliva

60 g de levadura

2 cda de azúcar

1 taza de agua tibia

2 kg de harina

40 g de sal

12 cdas. de aceite

Agua c/n

Para la cubierta:

Salsa de tomate

Modo de preparación:

1. saltear las cebollas en aceite de oliva, cuando estas tengan algo de color, incorporar la miel y el vino tinto, esperar a que merme y luego dejar reposar.

2. Para la masa, mezclar todos los ingredientes en un bol, hasta crear un compuesto uniforme y homogéneo.

3. Colocar la masa en una bandeja circular, expandirla hasta que tome la forma.

4. Colocar la salsa de tomate, donde cubra toda la superficie.

5. Espolvorear el queso parmesano rallado, el mozzarella y el queso de cabra.

6. Luego colocar las cebollas de manera uniforme.

Crostini de tomate especial

Ingredientes

- 3 onza de queso mozzarella, rebanado

- sal y pimienta al gusto

- 2 cucharada. Aceite de oliva

- 4 cucharaditas. jugo de limón o vinagre balsámico

- 2 cucharadita. miel clara

- Hojas de albahaca para decorar

- 8 panecillos

- 8 dientes de ajo

- 4 cucharadas. Mantequilla

- 2 cucharada. Albahaca picada

- 8 tomates grandes

- 2 cucharada. Pasta de tomate

- 16 aceitunas negras, sin hueso y cortadas por la mitad

1. Coloque los rollos en la tabla de cortar y córtalos por la mitad.
2. Transfiera a un horno tostador o al horno para que se doren y estén crujientes.
3. Precaliente el horno a 350 grados Fahrenheit.

4. Coloque la mantequilla, el ajo y la albahaca picada en un tazón pequeño y revuelva hasta que se combinen.

5. Una vez que los panecillos estén tostados, vierta la mezcla de ajo en cada mitad.

6. Vierta agua hirviendo en un tazón grande, corte una pequeña cruz en la base de cada tomate y colóquelo en agua hirviendo.

7. Después de que los tomates se ablanden, retire y pele la pulpa de los tomates.

8. Una vez que se quita la carne, cortar en cuadritos pequeños.

9.	Vierta los tomates cortados en cubitos, el tomate al ritmo y las aceitunas en un tazón y mezcle. Vierta sobre los panecillos.

10.	En un recipiente aparte, mezcle el aceite de oliva, el jugo de limón y la miel.

11.	Rocíe la mezcla sobre los panecillos cubiertos de tomate y coloque las rodajas de mozzarella en la parte superior.

12.	Espolvorear con sal y pimienta.

13.	Coloque los panecillos en una bandeja para hornear y coloquelos en el horno.

14.	Derretir el queso durante unos 1-5 minutos.

15.	Transfiera los rollos a una fuente o bandeja y decore con hojas de albahaca.

una comida rapida saludable

Hummus de garbanzo

5-10 aceitunas negras

6 lonchas de pimiento asado

1 tomate

Rúcula

1.   Germinados de rábano

2.   Facilísimo.

3.   Abrimos el pan y extendemos el hummus, vamos añadiendo las rodajas de aceitunas, tomate y pimiento.

4.   Un chorrito de aceite de oliva y coronamos con un buen puñado de

rúcula y germinados para el toque crujiente.

5.   ¡Buen provecho!

ensalada de naranja y citricos

Ingredientes

250 g de naranja orgánica pequeña

2 dátil seco

Pasos de preparación

1.   Enjuague la naranja y la toronja con agua caliente y frote para secar

2.   Utilice un pelador para pelar aprox.

3.   Tira muy fina de cáscara de 6 cm de largo de ambas frutas y corta en tiras finas.

4.   Pele la naranja y la toronja hasta que quede tan espesa que también se le quite la piel blanca.

5.   Cortar los filetes de fruta entre las pieles de separación; trabajar sobre un bol y recoger el jugo.

6.   Cortar el dátil a la mitad a lo largo, quitar el hueso, si es necesario, cortar la pulpa en tiras muy finas.

7.   Mezclar las tiras de dátiles con los filetes de frutas, la mitad de las tiras de piel y el jugo capturado en un bol.

8.   Déjelo   reposar   durante   20 minutos.

9.   Luego, disponer en un plato y espolvorear con las tiras restantes de piel.

Crepes de sémola de ruibarbo

ingredientes

400 g de fresas

4 huevos

sal

2 cucharada de aceite de colza

2   cucharada de azúcar glas hecho con azúcar de caña en bruto

130 g de sémola integral

500 ml de leche (2 ,10 % de grasa)

250 g de ruibarbo de pulpa roja Pasos de preparación

1.   Llevar a ebullición la sémola con la leche en un cazo.

2.   Retirar del fuego y tapar y dejar en remojo durante 20 minutos.

3.   Luego déjelo enfriar un poco.

4.   Mientras tanto, lava y limpia el ruibarbo y córtalo en trozos de unos 1-5 cm de largo.

5.   Lave y limpie las fresas también, posiblemente partiéndolas por la mitad o en cuartos, según el tamaño.

6.   Huevos separados.

7.   Poner las claras y una pizca de sal en un recipiente alto y batir muy fuerte con la batidora de mano.

8.   Pon las yemas de huevo en un bol y revuelve hasta que estén cremosas.

9.   Agrega la sémola enfriada.

10.   Incorpora con cuidado las claras a la sémola con una espátula.

11.   Calentar el aceite en una sartén antiadherente grande.

12.   Agregue el ruibarbo y saltee a fuego medio durante unos 1-5 minutos, revolviendo con frecuencia.

13.   Extienda la masa de sémola uniformemente sobre el ruibarbo y hornee tapado a fuego lento durante unos 10 a 15 minutos.

14.   Coloca los panqueques en un plato.

15.   Ponga azúcar glas en un colador de té y espolvoree sobre ella.

16.   Adorne con las fresas y sirva.

Cuencos de Quinoa Picante Mexicana

Ingredientes:

- 2 cebolla verde, en rodajas finas

- 2 cebolla mediana, picada

- Sal a taste

- Pimienta al gusto

- 2 1 taza de caldo de verduras

- 4 cucharaditas de jugo de lima o al gusto

- 2 lata (2 10 onzas) de frijoles rojos, enjuagados, escurridos

Ingredientes del día del servicio:

- 2 aguacate pelado, deshuesado, picado

- 1/2 de taza de cilantro fresco, picado

- 1 cucharada de aceite

- 2 cucharadita de ajo picado

- 1 cucharadita de comino molido

- 2 /8 de cucharadita de pimienta de cayena

- 6 /8 de taza de quinua, enjuagado

- 2 taza de maíz congelado

Instrucciones:

1. Coloque una sartén a fuego medio. Agregue aceite.

2.   Cuando el aceite se caliente, agregue la cebolla y saltee hasta que esté translúcido.

3.   Agregue el ajo y saltee hasta que quede fragante.

4.   Agregue la quinua, el comino, la pimienta de Cayena, la sal, la pimienta y el caldo de verduras.

5.   Pon a hervir.

6.   Bajar el fuego, cubrir y cocer a fuego lento hasta que coserse

7.   Agregue el maíz, el jugo de lima, los frijoles y revuelva.

8.   Cocine hasta que se seque.

9.   Apaga el fuego.

10.   Déjalo cubierto durante 10 a 15 minutos.

11.   Esponja con un tenedor. Enfríe completamente.

12.   Pasar a un recipiente hermético. Refrigere hasta su uso.

13. Puede durar de 5 a 10 días.

14. Para servir: Calienta la quinua en un microondas o sartén.

15. Divida en cuencos.

16. Coloque las rodajas de aguacate en la parte superior.

i. Decorar con cilantro y servir.